ÉTUDE CRITIQUE

SUR

LE TRAITEMENT

DE LA

FIÈVRE TYPHOÏDE

PAR L'ACIDE PHÉNIQUE

PAR

Prosper MENOU

Docteur en médecine de la Faculté de Paris.

PARIS

A. PARENT, IMPRIMEUR DE LA FACULTÉ DE MÉDECINE

A. DAVY, successeur

52, RUE MADAME ET RUE MONSIEUR-LE-PRINCE, 14

1884

A LA MÉMOIRE DE MA MÈRE

A MON PÈRE

Affection et reconnaissance.

A MON FRÈRE

A MES PARENTS

A MES AMIS

A MES MAITRES DE L'ÉCOLE DE TOURS

A M. LE Docteur Albert ROBIN
Professeur agrégé à la Faculté de médecine de Paris
Médecin des hôpitaux

A MON PRÉSIDENT DE THÈSE

M. LE PROFESSEUR BALL
Médecin des hôpitaux
Membre de l'Académie de médecine
Chevalier de la Légion d'honneur

ÉTUDE CRITIQUE

SUR LE

TRAITEMENT DE LA FIÈVRE TYPHOIDE

PAR L'ACIDE PHÉNIQUE

INTRODUCTION.

Tout le monde sait combien la question de l'acide phénique dans le traitement de la fièvre typhoïde passionna le monde médical, à la suite des communications de Desplats, en 1880.

Chacun voulut expérimenter ce médicament comme s'il venait de faire son entrée dans la thérapeutique. C'est que jusqu'à cette époque on le connaissait peu au point de vue de son application à la médecine.

Cet engouement ne dura pas longtemps. Des accidents, des complications frappèrent les observateurs par leur analogie avec les phénomènes toxiques observés par les physiologistes sur les animaux empoisonnés par l'acide phénique.

Des discussions à l'Académie de médecine, les nombreux travaux écrits sur ce sujet dans ces dernières années montrèrent que cette médication offre des dangers réels.

Aussi vit-on succéder une période de calme, témoignant non pas que la question était jugée, mais due à ce que les adversaires et les partisans, après avoir utilisé toutes les ressources pour ou contre, étaient à bout d'arguments nouveaux.

M. Albert Robin vient d'aborder la question sous une nouvelle face, dans une communication faite le 26 février 1884 à l'Académie de médecine, où il s'élève contre l'acide phénique, non pas par des arguments de théories et de statistiques que l'on peut manier à son gré, mais par des arguments décisifs fondés sur les transformations que subit le phénol dans l'organisme et sur son mode d'élimination.

Notre cher maître nous a montré tout l'intérêt qu'il y aurait à rapprocher les accidents relatés dans les observations prises sur ce sujet des résultats de ses propres expériences.

C'est donc à lui que nous devons l'idée de ce modeste travail.

Qu'il reçoive l'expression de notre vive gratitude, non seulement pour ses conseils et pour les documents qu'il a mis à notre disposition avec tant d'empressement, mais encore pour la vive sympathie qu'il n'a cessé de nous témoigner pendant le cours de nos études.

Nous prions M. le professeur Ball d'agréer tous nos remerciements pour l'honneur qu'il nous fait en acceptant la présidence de notre thèse inaugurale.

HISTORIQUE.

L'acide phénique joue un rôle considérable en thérapeutique. Les nombreux travaux dont il a été l'objet le prouvent surabondamment. Son action antiputride a d'abord captivé l'attention des médecins. C'est à Lemaire (1) que nous devons les premières expérimentations avec cet agent sur les ferments et les virus, sur les végétaux et les animaux, et c'est lui qui l'appliqua le premier à la thérapeutique. Déclat, à la même époque, fit paraître un travail (2) sur l'emploi de l'acide phénique en médecine et en chirurgie ; mais ses observations, ne présentant aucun caractère scientifique, n'ont pas été prises en considération.

Bientôt MM. P. Bert et Jolyet (1869) (3) signalèrent tous les phénomènes que présentent les animaux empoisonnés avec l'acide phénique.

Une série d'expériences leur montra nettement que l'acide phénique agit sur le cerveau et la moelle épinière. Lorsque surviennent les mouvements de

(1) Lemaire, 1865. De l'acide phénique.
(2) Déclat, 2 janvier 1865. Emploi de l'acide phénique en médecine et en chirurgie.
(3) Société de biologie, 1869.

trépidation que présentent les animaux intoxiqués, si l'on coupe le sciatique, le membre reste immobile. Sur la grenouille, si on fait la ligature de l'artère, le membre continue à être agité des mêmes convulsions que le membre sain du côté opposé. Dans l'intoxication chronique, ces auteurs ont signalé une sorte d'accoutumance au poison, la production d'ophthalmies et de pneumonies, qui survenaient quelques jours avant la mort des animaux.

Quelques auteurs allemands, les travaux de Danion, de Paul Bert et Jolyet, de Ferrand (1), la thèse de Menville (2) et beaucoup d'observations d'empoisonnement accidentel montrèrent que la mort, dans ce cas, est accompagnée d'un refroidissement du corps.

Mais ce n'est qu'en 1880 qu'on commença à utiliser l'acide phénique pour abaisser la température fébrile. M. Desplats, professeur de la Faculté libre de Lille, s'appliqua à faire ressortir le rôle de l'acide phénique comme médicament antithermique, et à montrer tous les avantages qu'on en pourrait tirer dans les maladies fébriles et en particulier dans la fièvre typhoïde.

Les résultats qu'il obtint sont consignés dans deux mémoires, l'un présenté à l'Académie de médecine par M. Desplats lui-même, le 8 septembre

(1) Revue des sciences médicales. Hayem, tome IX. Ferrand, 1886.

(2) Thèse de Menville. Paris, 1880.

1880, l'autre par Maurice Raynaud, le 13 décembre de la même année (1).

Peu de temps après, en 1880 (2), M. Van Oye, élève de M. Desplats, fit paraître sa thèse inaugurale, qui contient 20 cas nouveaux pour démontrer, à l'exemple de son maître, l'action antipyrétique de l'acide phénique.

L'impulsion était donnée. Les travaux se multiplièrent dans le but d'éclaircir la valeur thérapeutique de l'acide phénique.

Claudot, à Lyon, trouva le traitement de la fièvre typhoïde par l'acide phénique supérieur à la méthode des bains froids.

Rondot, à Bordeaux, MM. Bouchard, Raymond, Siredey, Vulpian, à Paris, répétèrent les essais de Desplats.

Comme il arrive toujours, il y eut des partisans et des adversaires de la médication phéniquée. Ces derniers ne voulant pas s'en tenir aux bienfaits momentanés et temporaires que procure aux typhiques l'administration de ce médicament, se rappelèrent les expériences faites dans les laboratoires sur les animaux, et ne purent s'empêcher de constater qu'il existe beaucoup d'analogie entre les accidents produits dans l'intoxication artificielle, et certains phénomènes observés chez des malades soumis au traitement par l'acide phénique.

---

(1) Note sur l'emploi de l'acide phénique comme agent antipyrétique, par H. Desplats. Paris, B. Baillère, 1880.

(2) S. Van Oye. Paris, Delahaye, 1881.

Les divergences d'opinion s'accusèrent nettement dans les discussions qui eurent lieu à la suite de l'épidémie de fièvre typhoïde de 1882, à la Société médicale des hôpitaux et à l'Académie de médecine. De ces discussions, auxquelles prirent part MM. Hardy, Damaschino, Dujardin - Beaumetz , Guérin-Rose, Siredey, Dreyfus - Brisac, Féréol, Ferrand, il résulte que l'acide phénique employé comme antipyrétique offre des avantages, mais à côté de nombreux inconvénients.

Ces inconvénients, signalés par tous les auteurs qui ont écrit sur ce sujet, paraissent tout à fait incompatibles avec la place que les partisans de l'acide phénique veulent lui donner dans le traitement de la fièvre typhoïde.

Aussi, cette médication est aujourd'hui assez peu employée dans les hôpitaux de Paris. Nous signalerons cependant Bouchard, Ferrand, Landouzy, Rendu, qui l'emploient encore quelquefois; mais leur méthode d'administration est bien différente de celle des médecins de Lille, qui est décrite dans la thèse de Maquart (1). Et nous ne pensons pas qu'aucun d'eux voulût s'exposer à donner les doses considérables d'acide phénique que ces derniers font absorber à leurs malades.

Ces doses s'élèvent en moyenne à 8 grammes par jour, et il y a des malades qui ont absorbé plus de 12 grammes en vingt-quatre heures, et jusqu'à 120 grammes dans le cours d'une fièvre typhoïde.

(1) Thèse de Maquart. Lille, 1882.

Les médecins qui ne craignent pas d'employer ainsi l'acide phénique ne semblent préoccupés que d'une chose, abaisser la température à tout prix. Ils ne se sont point demandés ce que devenait ce phénol une fois absorbé, sous quelle forme il s'éliminait, et, par suite, quelles modifications importantes il pouvait apporter dans la constitution des tissus organiques.

C'est à M. Albert Robin que revient l'honneur d'avoir posé ces questions et de les avoir résolues. Sa communication récente contient des résultats précieux, qui ouvrent des horizons nouveaux à la thérapeutique de l'acide phénique, et qui permettent de comprendre le mode de production de certains accidents qu'on attribuait à la médication phéniquée sans preuves certaines.

Parmi les partisans de l'acide phénique dans le traitement de la fièvre typhoïde, les uns utilisent ses propriétés antiseptiques et antifermentescibles, et s'en prennent au principe infectieux de la malade. D'autres utilisent ses propriétés antithermiques, dans le but d'améliorer l'état du malade et de modifier les formes de la maladie. D'autres enfin croient que l'acide phénique remplit un double but, celui de désinfecter et celui d'abaisser la température, parce que ces deux résultats sont intimement liés l'un à l'autre.

I.

INEFFICACITÉ DE L'ACIDE PHÉNIQUE COMME AGENT ANTISEPTIQUE.

On s'est proposé depuis longtemps de neutraliser le poison typhique par des substances dont les principales propriétés sont d'arrêter plus ou moins les fermentations et la vie des micro-organismes. L'acide phénique semblait tout désigné pour faire merveille. Nous allons voir qu'il n'a point donné les résultats qu'on en attendait.

Nous ne chercherons pas à discuter la théorie de l'infection dans la fièvre typhoïde. D'autres, plus autorisés que nous, l'ont fait, et les récentes discussions qui ont eu lieu à l'Académie de médecine montrent combien les avis sont encore partagés à cet égard. Néanmoins, il est certain que les partisans de la médication antiseptique se proposent de détruire les parasites, soit dans les premières voies d'absorption, c'est-à-dire dans l'intestin, soit dans les tissus et les liquides qu'ils sont parvenus à envahir, c'est-à-dire dans tout l'organisme.

Dans ce but, ils donnent l'acide phénique en potion, en lavement ou sous forme de vapeurs.

Pécholier (1), qui revendique la priorité de l'idée du traitement antizymasique de la fièvre typhoïde,

(1) Pécholier. Montpellier médical, juillet 1874, p. 36.

faisait prendre dès le début de la maladie 5 à 8 gouttes d'acide phénique en potion, par cuillerées à bouche, et donnait en même temps deux lavements par jour, un le matin et un le soir, avec 5 à 8 gouttes d'acide phénique par lavement.

Symoneaux (1), qui poursuivit le même but et employa la même méthode, assure comme ce dernier avoir obtenu des résultats merveilleux.

Mais il nous sera permis d'en douter, quand nous connaîtrons la véritable valeur de cet agent antiseptique, et quand nous saurons les résultats constatés par les nombreux observateurs qui ont étudié l'acide phénique dans ces dernières années.

Jusqu'où va l'action antiputride de ce médicament?

Buchholz (2) a trouvé que le minimum de la dose nécessaire d'acide phénique pour arrêter le développement des bactéries est de 1/200, et que pour s'opposer à leur diffusion, ce minimum est de 1/25.

Sous ce rapport, l'acide phénique a une infériorité considérable sur beaucoup d'autres corps, entre autres sur le sublimé, le chlore, l'iode, l'acide salicylique, etc.

D'autre part, nous trouvons dans la thèse de M. Miquel (3) le résultat de ses recherches sur la

(1) Symoneaux. Traitement abortif de la fièvre typhoïde dans l'épidémie du canton de Perros. Bulletin de l'Académie de médecine, juillet 1880.

(2) Voy. Bulletin de l'Académie de médecine, 1883. Traitement de la fièvre typhoïde, par G. Sée, p. 13.

(3) Thèse de Miquel. Paris, 1883.

valeur comparée des différents antiputrides, et nous voyons qu'il faudrait au minimum 3 gr. 50 d'acide phénique pour arrêter le développement des bactéries contenues dans 1 litre de bouillon de bœuf. L'acide phénique est placé au quarante-troisième rang des antiseptiques par ordre d'importance.

Ces données indiquent qu'il faudrait donner des doses considérables d'acide phénique pour atteindre les tissus ou liquides infectés de bactéries.

Bien que l'acide phénique soit un excellent antiseptique pour les plaies, ce n'est pas une raison pour qu'il agisse sur les micro-organismes qui ont pénétré dans l'économie.

Dans le premier cas, on agit localement, et on comprend qu'il suffise de faibles doses pour arrêter ou empêcher le développement des parasites. Mais lorsqu'il s'agit de désinfecter l'organisme tout entier, que peuvent faire les faibles doses de MM. Pécholier et Symoneaux, et de tous ceux qui l'emploient dans le même but.

Il y a des cas où la clinique vient contredire les résultats du laboratoire, mais ici nous n'avons pas cette contradiction.

Tous les cliniciens qui ont employé l'acide phénique, soit comme désinfectant, soit comme antithermique, avouent, à part de rares exceptions, qu'ils n'ont jamais fait avorter la maladie, et que sa durée n'a pas paru être diminuée. Ces deux résultats négatifs ne montrent-ils pas suffisamment la non-efficacité de l'acide phénique comme médi-

cament antiseptique ? Ceux qui ont cru avoir réussi
ont eu, de l'avis de tout le monde, affaire à des cas
bénins, sur le compte desquels ils se sont trompés.

On a cependant donné l'acide phénique à toutes
les périodes de la maladie, au début et même pré-
ventivement. Il ne serait donc pas raisonnable d'incriminer une administration intempestive.

Si on laisse de côté la nature du poison typhogène,
et les difficultés de le détruire lorsqu'il a envahi tout
l'organisme, il est juste de croire que les doses em-
ployées jusqu'à ce jour sont beaucoup trop faibles
et qu'il faudrait employer des doses absolument
toxiques pour obtenir des résultats sérieux.

C'est l'avis qu'exprimait M. Vulpian (1), dans une
récente communication à l'Académie de médecine
(1882).

Et voici ce que disait M. Germain Sée en 1883, à
l'Académie également, à propos des antiseptiques
dans le traitement de la fièvre typhoïde (2) :

« Guéneau de Mussy, Hérard, Hallopeau pres-
crivent 1 à 2 gr. d'acide salicylique. A Lille, on or-
donne l'acide phénique ; tout ceci est illusoire, car
de deux choses l'une : ou bien il s'agit de poursuivre
le bacillus spécial dans l'intestin, ce qui est impossible avec cette dose, qui s'absorbe dans l'estomac,
passe dans le sang, et ne reparaît dans l'intestin

(1) Bulletin de l'Académie de médecine, 1882. Vulpian, Communication sur le traitement de la fièvre typhoïde par l'acide salicylique.

(2) Bulletin de l'Académie de médecine, 1883. Traitement de la
fièvre typhoïde, par Germain Sée.

que sous forme de salicylate de soude, lequel n'a
pas les propriétés antiseptiques ; ou bien les médica-
ments sont dirigés contre la putréfaction des matières intestinales ; dans ce cas, ce sont, non plus
des antibacilliques, mais de vulgaires antiputrides,
qui sont indiqués par l'antique théorie de la résorp-
tion des matières intestinales, ou septicémie intestinale.»

Nous accordons que l'on peut désinfecter dans
une certaine mesure les matières intestinales, mais
très incomplètement, étant donné le pouvoir désinfectant de l'acide phénique et les doses que l'on
donne.

Mais alors on fait simplement œuvre de prophy-
laxie incomplète pour éviter le contage des matières ; et le but est tout à fait manqué, puisque l'on
n'atteint pas le contage dans la profondeur de l'organisme.

Pour toutes ces raisons, nous pensons que le rôle
d'antiseptique que l'on a fait jouer à l'acide phénique dans le traitement de la fièvre typhoïde doit
être abandonné. Nous avons consulté beaucoup de
nos maîtres, et en cela nous nous faisons leur écho.
On peut constater d'ailleurs que les plus zélés partisans de l'acide phénique, ceux qui l'ont employé
sous toutes les formes, qui l'ont expérimenté à
toutes les doses, depuis les plus faibles jusqu'à des
doses considérables, déclarent qu'il ne peut rien sur
l'élément infectieux. Ils s'appuient sur ces deux faits,
qui sont de la plus grande importance, que dans

aucun cas ils n'ont réussi, ni à faire avorter la maladie, ni à abréger sa durée.

Puisque les partisans sont les premiers à condam-
ner l'acide phénique comme médicament antiseptique dans la fièvre typhoïde, nous n'insisterons pas
davantage. Il nous reste maintenant à discuter la
valeur antithermique de ce médicament.

II.

RÉSULTATS ET INCONVÉNIENTS DE LA MÉDICATION PHÉ-
NIQUÉE APPLIQUÉE AU TRAITEMENT DE LA FIÈVRE
TYPHOÏDE.

I. — *Effets physiologiques*. — Lorsqu'on examine
toutes les observations qui ont trait à l'emploi de
l'acide phénique dans la fièvre typhoïde, l'effet
physiologique le plus frappant est certainement l'a-
baissement de la température fébrile.

Au bout d'un quart d'heure environ après qu'on
a donné l'acide phénique, la dépression thermique
commence, et la descente se fait dixième par dixième
jusqu'à atteindre 3 degrés en deux heures ou deux
heures et demie.

Souvent cet abaissement est irrégulier et se produit par secousses, c'est-à-dire que tantôt on observe
des chutes de températures de 5 ou 6 dixièmes en
l'espace de quelques minutes, tantôt on voit des
chutes de 1 dixième toutes les cinq ou dix minutes.

Menou.   2

L'action varie suivant les doses et surtout suivant le sujet.

Le minimum de température est à peine atteint que celle-ci remonte brusquement et qu'au bout d'une heure environ elle est revenue à son niveau primitif; et, de l'aveu de MM. Desplats, Van Oye, Claudot et Maquart, elle remonte très souvent plus haut qu'à son point de départ.

« C'est pourquoi, dit M. Glénard (1), il est si fréquent de se trouver encore, le dix-huitième ou le vingtième jour, en face de températures vespérales de 40°, pourquoi la ligne thermique moyenne du cycle fébrile est, pour la plupart des malades, voisine de 39°,5 jusqu'à la fin de la maladie. »

En même temps que cet abaissement de la température fébrile se produit, on observe des phénomènes très remarquables du côté de la peau, de la circulation, de la respiration et du système nerveux.

Aussitôt après l'absorption du médicament, la circulation devient plus active, la face et le cou du malade présentent une rougeur très vive, des sueurs abondantes apparaissent et se montrent sur toutes les parties du corps. Ces sueurs inondent le malade tant que le thermomètre baisse, c'est-à-dire jusqu'à ce que la température ait atteint son minimum.

Nous ferons remarquer que si la circulation périphérique est profondément modifiée, la circulation

(1) Valeur antipyrétique de l'acide phénique dans le traitement de la fièvre typhoïde, par Glénard. Paris, 1881.

centrale l'est fort peu et que le pouls est à peine
ralenti. La respiration est également fort peu ra-
lentie.

Après une période de temps qui varie avec la
dose d'acide phénique qu'on a donnée, au bout de
deux heures à trois heures, « on voit les sueurs di-
minuer et puis cesser complètement, la peau perdre
son incarnat et redevenir pâle et sèche. A ce moment, le malade se réveille, il a froid, il gémit, il
se met à trembler. Lui qui tantôt ne pouvait supporter un simple drap, n'a plus assez maintenant de
ses couvertures. Cependant le thermomètre, consulté d'instants en instants, remonte deux ou trois
fois plus vite qu'il n'a mis à descendre. Une heure
lui suffit pour regagner son niveau primitif et le
dépasser même parfois » (Van Oye).

Autrement dit, quand la température commence
à remonter, on observe un frisson violent, qui se
prolonge quelquefois une heure et une heure et demie, et qui a tous les caractères du frisson des fièvres intermitentes.

Du côté des muqüeuses, on observe une dimution
de la sécheresse de la langue.

Enfin les urines prennent une coloration foncée,
verdâtre, au bout de quelques jours.

Cet aperçu rapide des effets physiologiques de
l'acide phénique nous permettra de faire mieux
comprendre plus loin la production des accidents
que nous avons pris à tâche de signaler.

II. — *Arguments et avantages que font valoir les partisans de la médication phéniquée.* — L'action immédiate que l'acide phénique exerce sur la température, voilà qui a séduit tout d'abord. On le conçoit d'autant mieux en présence d'une maladie telle que la fièvre continue, dans laquelle les températures constamment élevées sont une menace continuelle pour la vie des malades. Avec l'abaissement de la température survient un amendement sensible de l'état du malade. Les troubles nerveux, ataxie, insomnie, disparaissent et sont remplacés momentanément par un sommeil calme et réparateur. La langue et la bouche, auparavant sèches et racornies, deviennent humides; la soif est beaucoup diminuée, et de bonne heure les malades demandent à manger.

Voilà plusieurs points sur lesquels sont d'accord tous ceux qui prônent l'acide phénique.

Nous signalerons un point sur lequel ils sont en complet désaccord. Dans leurs conclusions, tandis que M. Claudot juge d'après ses observations que *l'efficacité de l'acide phénique est nulle dans les formes ataxiques,* et qu'elle semble réelle seulement dans les formes adynamiques, M. Maquart juge, au contraire, que l'acide phénique est très efficace dans la forme ataxique et à peine apparente dans les formes adynamiques.

Enfin, ils trouvent que les complications sont évitées dans bon nombre de cas, et que si elles se produisent leur gravité est diminuée.

Tous ces phénomènes que nous venons de signaler comme formant la base et les bienfaits de la médication phéniquée antithermique pourraient constituer à eux seuls une grande conquête, s'ils étaient réels et s'ils n'étaient pas accompagnés de nombreux inconvéniens.

III. — *Inconvénients et accidents de la médication phéniquée.* — Le premier de ces inconvénients nous le trouvons dans le mode d'action de l'acide phénique.

Son action est fugace.

Toutes les fois que l'on produit un abaissement de température avec une potion ou un lavement d'acide phénique, l'abaissement cesse au bout de une à trois heures, et la température remonte à son niveau primitif et souvent au-dessus. Ce caractère se retrouve dans presque toutes les observations des médecins de Lille, et ceux-ci le savent si bien, que c'est la raison pour laquelle ils ont fait primitivement des irrigations continues d'acide phénique à leurs malades, et qu'ils donnent maintenant l'acide phénique toutes les trois heures.

Une pareille méthode devait les conduire nécessairement à donner dans le cours d'une dothiénentérie des quantités considérables d'acide phénique. C'est ce que va montrer le tableau suivant :

Quantités de phénol administrés à 14 typhiques dont les observations ont été recueillies dans des thèses récentes.

Quantités absorbées par le malade dans cours de sa maladie.	Durée du traitement par l'acide phénique.
28 gr.	14 jours.
52 —	26 —
56 —	21 —
62 —	10 —
68 —	14 —
68 — 45	13 —
86 —	24 —
96 —	29 —
100 —	8 —
101 —	13 —
117 — 30	10 —
118 —	22 —
120 —	14 —
120 —	21 —

Ces doses excessives, continuées pendant un temps souvent fort long (dix à trente jours), nous serviront puissamment à expliquer quelques accidents extrêmement sérieux, quand nous aurons rapporté les résultats des recherches récentes de M. Albert Robin sur le rôle que joue le phénol une fois ingéré.

Mais d'abord nous examinerons quels accidents sont tributaires de l'acide phénique ?

Nous les trouvons notés même dans les observations recueillies par les partisans de la médication phéniquée.

Souvent, il est vrai, il est fort difficile de savoir s'ils doivent être mis sur le compte de la maladie elle-même ou sur le compte du phénol. Et cette difficulté sert beaucoup aux partisans de l'acide phénique, qui répondent que les complications qu'on attribue à ce médicament sont presque toujours un effet de la maladie.

Mais voyons les observations de MM. Desplats, Claudot, Van Oye, Maquart.

Citons ensuite les cas d'accidents que nous connaissons et nous verrons ce que l'on en peut tirer.

1° — *Résultats obtenus par MM. Desplats, Van Oye et Claudot.* — Nous trouvons dans le travail de M. Glénard, 1881, une analyse très exacte des observations publiées par MM. Desplats, Van Oye et Claudot et des conclusions d'une grande justesse.

Les deux mémoires de Desplats (1880), et la thèse de Van Oye (1881), son élève, contiennent 36 observations de malades atteints de fièvre typhoïde, dont le traitement consista en une intervention constante, jour et nuit : acide phénique en potion, en lavement ou en injections continues.

Cette méthode, appliquée au traitement des 36 malades, donna 7 décès, soit 19,4 p. 0/0.

La cause des décès est mentionnée 4 fois seulement :

Un décès par *congestion pulmonaire* ;

Un autre par *double pneumnie*, au dix-huitième jour de la maladie, huitième du traitement phéniqué ;

Un troisième par *broncho-pneumonie* au vingt et unième jour de la maladie, troisième du traitement, complication qui avait précédé, il est vrai, l'administration du phénol, mais dont celui-ci « a peut-être favorisé, dit M. Van Oye, le développement et accéléré la marche fatale » ;

Un quatrième par *mort subite*, et l'on trouve à l'autopsie une dégénérescence graisseuse du cœur et une stéatose viscérale généralisée. (Le malade avait absorbé 100 gr. en huit jours.)

Les malades de M. Van Oye ont été pendant le cours de la maladie exposés aux accidents suivants, que lui-même impute bien à l'action toxique du médicament.

Vomissements répétés, chez 6 malades, entre le cinquième et le onzième jour du traitement.

Collapsus chez quatre malades.

Albuminurie une fois.

Les *convulsions pulmonaires* sont signalées par M. Van Oye comme « le danger à craindre et à éviter » dans le traitement par l'acide phénique.

Une fois des *accidents convulsifs*, pendant 12 à 15 minutes (Desplats).

Nous ne donnons pour l'instant que les accidents attribués à l'acide phénique par MM. Desplats et Van Oye. Plus loin nous montrerons, dans un tableau pris dans le travail de M. Glénard, toutes les autres complications qui furent observées.

Quels sont maintenant les résultats de M. Claudot ? Son mémoire, présenté à la Société des Sciences médicales de Lyon en 1881, contient 43 fièvres typhoïdes traitées de la façon suivante : *Deux lavements par jour* contenant 1 gr. à 1 gr. 50 d'acide phénique et plus ; et *traitement symptomatique habituel*, laxatifs, toniques, lotions, bains froids, etc.

Cette méthode a donné 38 succès et 5 morts, soit une mortalité de 11,6 0/0.

La mort eut lieu :

Une fois par *pleuro-pneumonie*, le quarante-quatrième jour ;

Une fois, subitement, par *syncope*, au vingt et unième jour, et on trouve à l'autopsie une semi-hépatisation des deux bases pulmonaires ;

Deux fois par *hyperthermie*, le seizième et le dix-septième jour ;

Une fois par *parotidite suppurée*, compliquée de gangrène diffuse, le trente-sixième jour.

Le tableau suivant de M. Glénard montrera le grand nombre de complications qui furent observées chez les malades traités par ces deux méthodes :

Sur 79 fièvres typhoïdes traitées par l'acide phénique.		Sur 43 fièvres typhoïdes de M. Claudot.		Sur 36 f. typhoïdes de MM. Desplats et Van Oye.	
Complicat. pulmonaires (dont 6 pneumonies). .	13 fois.	5 fois.		8 fois.	
Collapsus.	10 —	6 —		4 —	
Syncope.	2 —	1 —		1 —	
Hémorrhag. intestinales.	2 —	1 —		1 —	
Phlegmatia alba dolens.	2 —	1 —		1	
Muguet.	2 —	1 —		1 —	
Abcès multiples..	2 —	» —		2 —	
Eschares sacrées.	2 —	» —		2 —	
Vomissements répétés...	6 —	» —		6 —	
Périostite phlegmoneuse.	1 —	1 —		» —	
Otite purulente double.	1 —	1 —		» —	
Parotidite suppurée . . .	1 —	1 —		» —	
Polyurie (convalesc.). . .	3 —	» —		3 —	
Albuminurie.	1 —	» —		1 —	

La différence considérable qui existe dans le taux de la mortalité avec ces deux méthodes nous intéresse peu à cause du petit nombre de malades qui ont été traités, et parce qu'il n'y a peut-être pas de maladie où le taux de la mortalité soit plus variable que dans la fièvre typhoïde.

Mais ce que nous remarquons avec M. Glénard, c'est l'analogie frappante qui existe entre les résultats obtenus à Lyon par M. Claudot, et ceux de MM. Desplats et Van Oye, à Lille.

De la polyurie. — Parmi les complications qui figurent dans le tableau précédent, nous trouvons le phénomène polyurie. Ce phénomène, en effet, est pour beaucoup de médecins un mauvais signe.

Nous tenons à rectifier cette erreur; car il y a longtemps déjà que la polyurie est passée au nombre des signes favorables dans le cours de la fièvre typhoïde.

En 1877, M. Albert Robin écrivait dans sa thèse de doctorat « que le signe polyurie a une valeur pronostique favorable assez précise, et que cette valeur est telle qu'on peut l'étendre à la plupart des formes de la fièvre typhoïde.... »

Noël Gueneau de Mussy (Clinique médicale, 1884) confirme cette manière de voir.

Cette polyurie apparaît en même temps que commencent à s'amender les principaux symptômes.

Les 3 cas de polyurie que nous avons cités sont survenus dans le cours de la convalescence.

Dans les cas mortels l'urine, plus ou moins abondante au début, diminue au fur et à mesure que
l'état général s'aggrave.

Avant d'aller plus loin, nous avons jugé cette
digression utile. Nous allons maintenant examiné
les résultats obtenus par M. Maquart, de Lille.

2° Résultats obtenus par M. Maquart. — M. Maquart
dans une thèse récente (Lille 1882), où il expose
la nouvelle méthode de traitement adoptée par les
médecins de Lille, et qui consiste dans la substitu-
tion *des lavements à doses massives toutes les trois heures* à la méthode de *l'intervention continue*, nous
apporte 13 observations nouvelles de malades traités avec la nouvelle méthode.

Son travail contient plusieurs observations recueillies et publiées par MM. Desplats et Van Oye; nous
ne les avons pas relevées, parce qu'elles se trouvent
déjà comprises dans nos analyses précédentes.

Sur les 13 observations qu'il nous fait connaître,
nous relevons 3 décès, dont deux par *mort subite*.

Dans le cours de la maladie il y a eu des *complications pulmonaires* chez 5 malades; des *vomissements répétés* chez 6 malades; *albuminurie* deux
fois.

Chez 4 malades, on note que la convalescence a
été très longue, à cause de l'amaigrissement extrême produit par la maladie.

Ces résultats ressemblent beaucoup à ceux de
Desplats et Van Oye et à ceux de Claudot.

Et ils montrent que tous les malades traités avec
de hautes doses d'acide phénique sont loin d'être
exempts des complications habituelles de la fièvre
continue.

IV. — L'examen attentif de ces observations ne
nous a pas fait voir en quoi l'acide phénique était
justifiable des bienfaits que lui attribuent ses partisans.

1° Avec ce médicament privilégié, ils prétendent
éviter et guérir les complications.

Or, les nombreuses complications auxquelles
leurs malades ont été exposés, prouvent qu'elles ne
paraissent pas du tout avoir été évitées. En admettant que ceux-ci soient souvent soulagés momentanément, quand, par exemple, après une hyperthermie excessive, ils peuvent, grâce à un abaissement de température, goûter un repos de
quelques heures. Il ne s'ensuit pas qu'ils ne sont pas
exposés aux mêmes complications. Nous croyons,
au contraire, qu'on peut, en raison même des effets physiologiques de l'acide phénique, s'expliquer
la production de certaines complications, et que,
parfois, les malades achètent chèrement quelques
heures de sommeil.

Quant à guérir les complications, nous nous de-
mandons lesquelles ?

Dès qu'il y a des phénomènes de congestion pulmonaire, du collapsus, des vomissements opiniâtres,
des mouvements convulsifs et du tremblement, on
cesse immédiatement la médication phéniquée.

Les partisans reconnaissent donc eux-mêmes que ces accidents sont bien produits par la médication, puisqu'ils s'empressent de soustraire leurs malades à l'action de l'acide phénique.

2° Si l'on examine de près ce qui se passe sous l'influence de cet agent antithermique puissant, et qu'on apprécie à sa juste valeur chacun de ses effets, on est bien forcé de reconnaître qu'il est dangereux à beaucoup d'égards.

1) Bien que son action sur la température soit très nette, il serait mauvais de penser qu'il l'abaisse toujours. Cinq ou six fois, nous avons noté une élévation de 4 à 6 dixièmes, une heure après le lavement phéniqué.

2) L'abaissement de la température fébrile est accompagné de *sueurs profuses*, qui ne manquent jamais, qui n'ont aucun effet favorable sur la gravité de la maladie, qui, en un mot, n'ont pas du tout le caractère des sueurs critiques; leur intensité a été parfois assez grande pour nécessiter l'interruption du traitement et lui faire substituer les toniques et les excitants.

3) On observe, en outre, au moment où la température remonte, des *frissons violents* aussi prolongés que celui de la pneumonie, ou que ceux des fièvres intermittentes, pendant lesquels « les extrémités sont froides et décolorées, le nez est pincé, les lèvres sont bleuâtres, la face grippée; tout le corps est agité d'un tremblement qui s'accroît au

moindre contact ou dès qu'on soulève les couvertures. » (Desplats.)

N'est-il pas logique que de tels frissons, par suite
de la secousse énergique qu'ils impriment à l'organisme, et par suite de l'élévation considérable de
la température qui leur succède aussitôt, n'entraî-
nent des congestions viscérales ?

D'ailleurs, cette complication n'est-elle pas celle
qui se rencontre le plus souvent ?

4) Et puis, tout est irrégulier, tout est variable
dans ce médicament.

L'abaissement de la température, il le produit
par véritables secousses, contrairement à l'opinion
de certains auteurs, qui ont vu une régularité ma-
thématique de 1° en moins la première heure et
1° la seconde.

Ses effets varient suivant les sujets, ce qui veut
dire qu'il y a des individus plus ou moins suscep-
tibles à l'action de l'acide phénique. C'est au point
que des doses égales produisent, tantôt une chute
de température de 1 à 2 degrés, tantôt une chute
de 3, 4 et même 5 degrés, suivant les sujets malades.

Aussi, a-t-on vu des cas d'hypothermie et de collapsus à la suite de l'ingestion de doses qui parais-
saient tout à fait modérées.

C'est ce qui rend la médication phéniquée si difficile à appliquer, et c'est ce qui l'a fait abandonner
par tant de médecins.

V. — D'un autre côté, si on compare les phénomènes observés chez l'homme à ceux observés chez es animaux empoisonnés par l'acide phénique, on t rouve une analogie frappante.

Dans la forme chronique de l'empoisonnement par l'acide phénique, Lemaire, P. Bert et Joliet signalent chez les animaux :

1° Des convulsions, des tremblements, des phénomènes de trépidation ;

2° Des pneumonies, qui ont causé la mort des animaux ;

3° Une salivation très marquée ;

4° Des frissonnements ;

5° Des sueurs profuses ;

6° Des dégénérescences viscérales.

Tandis que les observateurs qui ont administré l'acide phénique dans le traitement de la fièvre typhoïde ont signalé chez leurs malades les accidents suivants :

1° Des symptômes nerveux, tels que phénomènes ataxiques, convulsions, frissons, tremblements ;

2° Des accidents pulmonaires ;

3° Des vomissements, nausées, coliques ;

4° Des sueurs profuses non critiques ;

5° Des symptômes d'une intoxication plus prefonde encore avec ralentissement de la respiration, fréquence, petitesse, dépressibilité du pouls, cyanose des extrémité-, collapsus, mort subite ;

6° Des accidents cachectiques secondaires avec teinte anémique et cireuse.

Nous retrouvons dans les deux cas beaucoup d'accidents analogues.

Cette analogie n'a pas échappé à M. Dujardin-Beaumetz, qui s'exprime ainsi, dans ses Leçons de clinique thérapeutique. « L'année dernière, en 1882, j'ai eu recours souvent à l'emploi des lavements phéniqués, et je constatai chez les malades, ainsi traités, la fréquence des congestions pulmonaires; en me rappelant les effets toxiques observés chez les animaux empoisonnés par l'acide phénique, et où ces congestions pulmonaires sont la règle, j'attribuais à ma médication une certaine part dans la production de ces accidents thoraciques; je cessai donc l'emploi des lavements phéniqués. »

Et plus loin, le même auteur ne craint pas de dire que cette médication doit être abandonnée.

Quant à nous, avant de nous prononcer, nous exposerons quelques cas d'intoxication par des lavements phéniqués, afin de montrer combien on est exposé, même en employant de faibles doses, aux accidents que nous avons énumérés plus haut, et combien il est difficile de délimiter la dose toxique et la dose thérapeutique de ce médicament.

Observation I.

Fièvre typhoïde au onzième jour; administration de 1 gramme
d'acide phénique en lavement; collapsus; abaissement notable
de la température ; guérison. (Obs. de Bouchard, publiée dans
Thèse de Hutinel, 1880. Des températures basses).

Une jeune blanchisseuse de 22 ans était arrivée au onzième
jour d'une fièvre typhoïde de moyenne intensité. Administration de 1 gr. d'acide phénique.

La température avait oscillé les jours précédents entre 39,5
et 40,5 ; tout à coup le thermomètre, placé dans le rectum,
descendit à 37° le matin, puis à 36,6 le soir. Les urines étaient
colorées en noir par l'acide phénique. Aucun accident n'appa-
raissait.

Le lendemain, la température était à 36,7 dans le rectum,
et à 35,4 dans l'aisselle, le collapsus était des plus nets, le
pouls battait 96 fois par minute.

On frictionna la malade, et on la flagella avec des compresses imprégnées d'eau froide. Le soir, la température
monta à 37,4.

Le lendemain, la malade se sentait mieux; des vomissements qui s'étaient produits la veille avaient cessé, la température était de 39.3 le matin et de 40° le soir.

A partir de ce moment, la maladie suivit une marche assez
régulière, malgré une hémorrhagie intestinale qui survint
trois jours après, et qui causa une nouvelle dépression thermique de 1 degré.

Observation II.

Fièvre typhoïde régulière; administration de 1 gramme d'acide
phénique en lavement; abaissement notable de la température;
guérison. (Obs. de Bouchard. Thèse de Hutinel, 1880.)

Un jeune homme de 18 ans, au cours d'une dothiénentérie
régulière, dans laquelle le thermomètre oscillait de 39° à 39,5
le matin, et de 40° à 40,5 le soir, présenta, le 13e jour, une

rémission thermique. Administration de 1 gr. d'acide phénique.

Le lendemain, il existait un abattement profond et le thermomètre marquait 37 , le matin, et 37° le soir.

Il baissait encore le surlendemain à 36,5 le matin, et à 36° le soir, et le pouls descendait à 54. Alors le collapsus était des plus accentués ; on flagella le malade avec des compresses trempées dans l'eau froide.

Le seizième jour, après un frisson, la température s'était relevée brusquement à 41. On administra du sulfate de quinine, de l'eau-de-vie et un lavement d'eau froide. Le soir, 38,6.

Le dix-septième jour, une abondante diurèse se produisit, et, à partir de ce moment, la maladie suivit son cours d'une façon régulière.

Dans les deux observations, 1 gramme d'acide phénique administré en lavement a suffi pour produire un état de collapsus très marqué avec abaissement de température.

Nous citerons également le cas de M. Verneuil, publié par M. Weiss, interne du service, dans la *France médicale* du 20 septembre 1879 :

Une dame, âgée de 41 ans, qui était entrée à l'hôpital pour un rétrécissement fibreux du rectum, fut opérée par M. Verneuil. Une fois l'opération terminée on pratiqua dans le rectum une première injection phéniquée, dont une partie seulement sortit immédiatement par l'orifice anal ; une heure après une seconde injection fut pratiquée, et, comme la première fois, ne fut rendue qu'en partie, tandis que le reste était gardé par l'intestin.

La quantité d'acide phénique absorbé a pu être évaluée à 1 gramme environ.

Or voici les symptômes qui furent observés, et qui sont consignés dans l'observation prise par M. Weiss :

Etat de somnolence très singulier, dont aucune excitation ne pouvait la tirer. On eut recours à la respiration artificielle, à la faradisation du diaphragme, et ce n'est qu'au bout d'une heure qu'on put voir la malade donner signe de vie.

Ceci se passait vers deux heures de l'après-midi.

Le soir, vers quatre heures, la malade retombait dans le même état syncopal.

Vers 6 heures, la face était pâle, les extrémités froides, la température 35,1 ; le pouls précipité, presque insensible ; la respiration irrégulière, entrecoupée par des spasmes diaphragmatiques.

Grâce aux soins qu'on prodigua à la malade, on put voir la température remonter les jours suivants, et tous les phénomènes de collapsus disparaître.

Mais il fut évident pour M. Verneuil qu'une partie des lavements administrés à la malade avait été absorbée et avait ainsi déterminé des phénomènes d'empoisonnement. La coloration brune des urines, constatée le soir même des accidents, caractéristique de la présence de l'acide phénique, dissipa tous les doutes à cet égard.

Ce fait témoigne une fois de plus que l'acide phénique, même employé à faibles doses, est loin d'être un agent inoffensif.

OBSERVATION III.

Accident de collapsus causé par l'acide phénique dans la fièvre typhoïde. (France médicale, 1882, p. 74, par M. E. Valude, interne des hôpitaux, obs. résumée.)

G... (Jean), ouvrier fumiste, âgé de 16 ans, entre le 18 janvier 1882 à l'Hôtel-Dieu, dans le service de M. Moutard-Martin.

On constate les symptômes habituels de la fièvre typhoïde : peau chaude, fièvre vive, température de 40° ; langue sèche, rouge sur les bords, ventre sensible à la pression, gargouillement iliaque, diarrhée.

A la poitrine, état congestif des poumons, râles vibrants et ronflants.

Le lendemain, même état.

On prescrit un bouillon, de la tisane, un julep diacode et un lavement contenant 25 centigrammes d'acide phénique.

Ce lavement est administré à deux heures du soir.

A 3 h. 1/2, une heure après environ, le malade est pris brusquement d'une attaque convulsive caractérisée par des contractions toniques des deux membres supérieurs.

Bientôt les quatre membres sont agités de secousses convulsives, irrégulières et violentes, capables de jeter le malade hors du lit.

Vers cinq heures du soir, les grandes secousses sont terminées.

Résolution complète des membres et de tout le corps.

Il est impossible de tirer le malade du mutisme singulier dans lequel il est plongé.

La température, depuis quatre heures, est très fortement abaissée, la peau est refroidie, cyanosée et couverte d'une sueur profuse. Les extrémités sont bleuâtres et froides. T. ax., 37,4.

On remonte le malade à l'aide d'une potion de Tood, d'injections d'éther, de sinapismes, etc.

Le soir, à huit heures, l'état comateux disparaissait.

Le lendemain, la température était remontée à 38°,6. On constate dans l'urine la présence d'un nuage d'albumine.

Le traitement phénique est abandonné.

La fièvre typhoïde reprend son cours ordinaire.

Bientôt se développent une laryngite intense, des phénomènes thoraciques sérieux. La dyspnée est forte, et la poitrine pleine de râles sibilants et ronflants.

Mort le 3 février.

Nous avons rapporté ce cas à cause de l'accident de collapsus survenu au début de la maladie.

Ce refroidissement, accompagné de sueurs profuses et d'un mutisme singulier, a été évidemment dû à l'administration du lavement phéniqué, car, en dehors de ce seul fait, le malade n'a jamais pré-

senté, dans le cours de sa maladie, d'accident analogue.

La faible dose d'acide phénique qui a suffi pour
produire cet accident démontre combien la sus-
ceptibilité de certains individus rend difficile et
dangereux l'emploi de ce médicament.

De la cachexie phéniquée. — Quand nous avons
énuméré les complications de l'acide phénique,
nous avons indiqué la cachexie phéniquée.

Cet accident, qui a été signalé par Ramonet en
1882 (1), va trouver son explication quand nous
aurons fait connaître l'action du phénol sur la
constitution de l'organisme.

M. Ramonet, médecin en chef de l'hôpital mili-
taire de Boghar (Algérie), a signalé, dans un rapport basé sur 41 observations de typhiques qui
avaient absorbé de 1 à 3 grammes d'acide phénique
par jour, outre les accidents de congestion pulmonaire (10 sur 41 malades), *la cachexie phéniquée.*

« Cette cachexie, dit-il, fait rarement défaut.
Elle commence de très bonne heure, six à sept jours
après le commencement du traitement phéniqué,
pour se continuer pendant la convalescence, qu'elle
rend longue et pénible. Elle se caractérise par une
débilité extrême, une pâleur cireuse de la peau, la
décoloration des muqueuses, une émaciation rapide et considérable, un état profond d'anémie et
même de leucocythémie. »

(1) Ramonet. Archives de médecine, 1882.

On ne saurait l'attribuer à l'hyperthermie et à l'infection typhoïde, car on l'a observée plusieurs fois dans des cas fort bénins.

Ramonet l'attribue aux sueurs journalières provoquées par les lavements phéniqués, et surtout à la destruction des globules sanguins par le phénol diffusé. Car lorsqu'on examine au microscope du sang mélangé avec une solution phéniquée au $1/200^e$, on voit, au bout d'un temps assez court, les globules rouges se foncer en couleur, se désagréger et laisser échapper leur matière colorante, par suite de la rupture de leur enveloppe. « Les globules sanguins, dit Gubler (leçons de thérapeutique), sont impressionnés par la présence du phénol en cette quantité (solution au $1/200^e$) ; ils se rétractent, leurs contours deviennent plus sombres, leur noyau s'accentue et l'état granuleux est vite constitué. »

Les faits rapportés par Ramonet nous ont fait examiner de très près les observations des médecins de Lille, pour voir si nous y trouvions quelque chose d'analogue.

Or, nous avons remarqué qu'en général les convalescences sont toujours très longues, que les individus sont profondément amaigris et exposés à des températures vespérales excessives, quelquefois quinze jours après le début de celle-ci.

Ces faits nous ont vivement frappé par leur ressemblance avec ceux de Ramonet.

La pathogénie de cet accident serait encore à

trouver, malgré les explications de Ramonet, si nous ne connaissions pas les expériences de M. Albert Robin, que nous allons maintenant décrire.

III.

Nous reconnaissons que jusque-là nous n'avons guère fait avancer la question de la médication phéniquée, parce que nous n'avons fait que rééditer des faits connus ; mais, les résultats nouveaux que vient d'obtenir M. Albert Robin, à la suite de ses recherches sur les transformations que subit le phénol dans l'organisme et sur son mode d'élimination, vont nous permettre d'asseoir notre jugement sur l'acide phénique et de nous montrer sévère vis-à-vis d'un médicament qu'on a déjà signalé tant de fois comme dangereux. Tous les renseignements qui vont suivre sont extraits d'un mémoire lu à l'Académie de médecine, dans la séance du 26 février 1884, mémoire non encore publié et dont M. Albert Robin a bien voulu nous communiquer le manuscrit.

M. Albert Robin (1) nous démontre que l'acide phénique, employé pendant longtemps et à hautes doses, enlève à l'organisme des éléments de constitution de la plus haute importance.

(1) Albert Robin. De la production du phénol dans l'organisme considérée au point de vue physiologique et clinique. Gazette médicale de Paris, 1879.

I. — On sait qu'il existe du phénol dans l'urine et, qu'à l'état normal, la formation et l'excrétion du phénol urinaire sont en rapport direct avec l'alimentation végétale et l'intensité de la putréfaction des matières albuminoïdes.

Chez un individu malade qui ne prendrait aucun aliment végétal, le dosage du phénol excrété permettrait donc de juger de l'intensité des putréfactions qui s'accomplissent dans son organisme.

Cinq expériences faites sur des typhiques, exclusivement nourris de lait et de bouillon, et chez qui, par conséquent, le phénol urinaire provenait exclusivement de la décomposition des matières albuminoïdes, ont donné à M. Albert Robin une moyenne de 0 gr. 0304 de phénol excrété; tandis que quatre expériences comparatives, faites sur un individu bien portant et ayant une nourriture animale, lui ont donné une moyenne de 0 gr. 0079. Ce dernier chiffre est inférieur à celui donné par Brieger, qui obtint une moyenne de 0 gr. 0150.

Mais il est un fait avéré, c'est que la production et l'élimination du phénol dans la fièvre typhoïde sont augmentées de plus de moitié.

II. — Ce fait acquis, M. Albert Robin s'est demandé sous quelle forme le phénol s'élimine de l'organisme.

On le trouve dans l'urine sous forme de phénylsulfate de potasse. Il entraîne donc avec lui une élimination parallèle de soufre et de potasse, qu'il soustrait directement à l'organisme.

Voici alors les déductions qui s'imposent :

« Puisque dans la fièvre typhoïde, l'élimination du phénol est au moins doublée, la proportion de soufre et de potasse, liés à ce phénol, doit augmenter dans les mêmes rapports ; et comme le typhique ne peut réparer ses pertes, il en résulte que ce déficit journalier, longtemps répété, modifiera fatalement, et de la manière la plus fâcheuse, la composition des humeurs et des tissus, dont le fonctionnement et même l'existence sont absolument liés à l'intégrité des principes minéraux qui entrent dans leur constitution. »

Non content de ces données rationnelles, M. Albert Robin fit, pour l'acide sulfurique et la potasse isolément, les mêmes recherches que pour le phénol.

Sans entrer dans les détails qu'il donne pour expliquer comment il est arrivé à ses résultats, nous dirons que la moyenne de ses expériences, sur cinq typhiques, lui a donné, pour l'acide sulfurique, total 2 gr. 967, et pour la potasse 1 gr. 733.

Ces chiffres sont supérieurs à ceux trouvés chez des adultes bien nourris, et le même auteur avait déjà constaté cette augmentation des sulfates en 1876, dans ses recherches sur la fièvre typhoïde (1).

Avant d'aller plus loin, il est nécessaire de rap-

(1) A. Robin. Essai d'urologie clinique. La fièvre typhoïde. Paris, 1877, p. 122.

peler qu'on admet que le soufre existe dans l'urine sous trois formes :

1.º Sous forme de sulfates ;

2° Sous forme d'acide sulfurique conjugué au phénol, à l'indican, etc. ;

3° Sous forme de soufre incomplètement oxydé.

La moyenne de l'acide sulfurique total est supérieure, avons-nous dit, à celle obtenue chez des individus bien nourris. Cela est vrai également pour l'acide sulfurique conjugué et pour le soufre incomplètement oxydé.

Il ne faudrait pas se fier aux chiffres donnés par les auteurs allemands et anglais pour les utiliser dans notre pays, à cause de la grande différence de l'alimentation (1).

Ces chiffres étant connus, M. Albert Robin chercha les quantités d'acide sulfurique et de potasse contenus dans les aliments de ses malades, aliments qu consistaient en :

1° un litre de lait,

2° un litre de bouillon,

3° un litre de limonade vineuse ;

calcula les quantités d'acide sulfurique et de potasse que ces aliments peuvent fournir à l'urine d'après la moyenne des chiffres donnés par les travaux de Henneberg, Valentin, Soxhlet, Rubner, etc. ; et, comparant ces quantités à la totalité d'acide sulfurique et de potasse éliminés réellement, il se crut autorisé à formuler les trois propositions suivantes :

(1) De Velden. Virchow's, Archives d'anatomie, 1877.

« 1° Le typhique produit et élimine plus de phénol, d'acide sulfurique et de potasse qu'un individu bien portant et convenablement alimenté ;

« 2° Ces pertes en acide sulfurique et en potasse étant insuffisamment compensées par l'alimentation sommaire du typhique, il en résulte que l'organisme de celui-ci s'appauvrira d'autant plus en éléments minéraux que la durée de la maladie sera plus longue ;

« 3° Cet appauvrissement se produit par un processus naturel à la maladie et doit entrer en ligne de compte dans la genèse des troubles de la nutrition si fréquents pendant la convalescence. »

III. — Ces trois points étant admis, il était temps de rechercher ce qui se passe dans l'organisme du typhique sous l'influence du phénol.

M. Albert Robin expérimenta sur un sujet âgé de 18 ans atteint d'une fièvre typhoïde commune arrivée au septième jour de son évolution.

Pendant les trois premiers jours, il le soumit au traitement suivant : lait, bouillon, limonade vineuse, lavements froids, lotions froides ; potion à l'alcool et au quinquina.

La température et le pouls pendant cette première période furent :

17 octobre. T. m., 00,0 ; T. s., 39,1 ; P., 80

18 — T. m., 39,1 ; T. s., 39,7 ; P., 76

19 — T. m., 40° ; T. s., 40,1 ; P., 84

Le 20 octobre on ajouta au traitement une potion

avec 2 gr. d'acide phénique qu'on fit prendre par cuillerées à bouche d'heure en heure.

Le 21, nouvelle potion avec 2 gr. d'acide phénique.

On observa les modifications suivantes du côté de la température et du pouls :

20 octobre. T. m., 39,7 ; T. s., 39,3 ; P., 80
21   —   T. m., 39,1 ; T. s., 40,1 ; P., 76
22   —   T. m., 39,1 ; T. s., 40.1 ; P., 96
23   —   T. m., 39,2 ; T. s., 39,8 ; P., 92

Quant aux chiffres qui rendent compte des modifications subies par l'acide sulfurique et la potasse excrétés sous l'influence du phénol, M. A. Robin les a calculés avec le plus grand soin.

Si on examine les moyennes de l'acide sulfurique des sulfates, de l'acide sulfurique conjugué et du soufre non oxydé, obtenues avant l'administration du phénol, et qu'on les compare aux moyennes de ces mêmes éléments obtenues après l'administration de 2 gr. de phénol, on constate que celles-ci sont toutes augmentées ; aussi l'acide sulfurique total croît-il de 3 gr. 783 à 4 gr. 891, c'est-à-dire que 2 gr. de phénol ingéré produisent une perte de 1 gr. 108 d'acide sulfurique pour l'organisme.

Les jours suivants les chiffres de l'acide sulfurique total dépassent toujours de beaucoup ceux obtenus avant l'emploi de l'acide phénique.

On constate de même que les moyennes obtenues pour la potasse avant et après l'ingestion du phénol témoignent qu'il y a eu une perte de 0 gr. 455 de potasse pour l'organisme.

Dès lors nous pouvons conclure avec M. Albert Robin :

« 1° La tendance à la déminéralisation de l'organisme en soufre et en potasse, tendance qui est une des conséquences du processus typhique lui-même, est considérablement augmentée par l'emploi du phénol à l'intérieur ; et l'on peut évaluer l'excès de la perte à 0 gr. 554 d'acide sulfurique et à 0,227 de potasse par gramme de phénol ingéré ;

2° « Un typhique qui dans le cours de sa maladie absorbe de 28 à 120 grammes d'acide phénique, soit de 2 à 8 gr. 50 par jour, se déminéralise donc sans compensation de 15 gr. 51 à 66 gr. 60 de soufre et de 6 gr. 35 à 27 gr. 24 de potasse; et comme certains malades ont eu à supporter plus de 12 grammes d'acide phénique dans les 24 heures, on peut calculer que la déminéralisation journalière a été dans ces circonstances de 6 gr. 50 pour l'acide sulfurique et de 2 gr. 7 pour la potasse. »

IV. — Pour arriver à se rendre compte des résultats déplorables que produit une soustraction aussi considérable, M. Albert Robin compare ensuite ces chiffres à la totalité d'acide sulfurique et de potasse qui se trouvent dans l'organisme.

Il est admis qu'un individu pesant 63 kilogrammes renferme en moyenne 120 grammes de potasse, dont la majeure partie se trouve dans les muscles, les centres nerveux, le foie et le sang.

En dehors des pertes inhérentes à la maladie, le phénol va soustraire alors 23 0/0 d'un de ses éléments constitutifs.

Le même calcul peut être fait aussi bien pour le soufre contenu dans les différents tissus.

Or, on sait depuis les recherches de Bidder et Schmidt, Bischoff, Kemmerich, Forster, etc., combien les matériaux salins sont nécessaires au bon fonctionnement de l'organisme. Les animaux qui en sont privés par défaut d'alimentation ne tardent pas à présenter des phénomènes de tremblements, d'affaiblissement général, simulant parfois de véritables paralysies. Si la mort survient, c'est avec des mouvements convulsifs, des troubles respiratoires et des dégénérescences viscérales.

Et si on rend aux animaux une alimentation complète, ce n'est qu'avec une extrême lenteur qu'ils recouvrent leurs forces perdues, c'est-à-dire que leur convalescence est des plus longues, un mois et plus.

Tous ces phénomènes ont une grande analogie avec les résultats obtenus par M. P. Bert dans ses expériences sur les animaux, et par M. Ramonet dans ses observations de typhiques qui ont présenté la cachexie phéniquée.

Cela ne nous étonne pas ; car dans les deux cas il y a déficit d'éléments minéraux. Il est donc rationnel d'admettre que la similitude des phénomènes qu'on observe est due à l'unité de la cause.

Mais en admettant que celte similitude ne soit pas parfaitement établie, avec ce que nous savons des modifications du phénol dans l'organisme, et du rôle que jouent l'acide sulfurique et la potasse dans la constitution des tissus vivants, nous pensons être en droit de dire avec M. Albert Robin .

« Un organisme, qui subit les atteintes destructives de la fièvre typhoïde, perd plus de soufre et de potasse, éléments histogénétiques, qu'un individu bien portant et convenablement nourri ; cet organisme s'achemine donc vers l'inanition minérale et l'on sait combien sont graves les effets de celle-ci sur la nutrition du système nerveux, musculaire et à tout l'individu en général ; or, le phénol qui augmente cette déminéralisation doit être sévèrement proscrit de la thérapeutique de la fièvre typhoïde, et c'est bien sur le compte de ce médicament que l'on doit mettre les accidents nerveux et cachectiques observés pendant ou après son administration, accidents qui dépendent, pour une part au moins, de la déminéralisation qu'entraîne l'élimination du phénol. »

RESUME.

L'acide phénique agit à la fois comme antiseptique et antithermique.

Il est donc très logique qu'on ait tenté de l'appliquer au traitement de la fièvre typhoïde, maladie infectieuse au premier chef et à températures excessives.

A ceux qui, émerveillés des résultats remarqua bles que donne l'acide phénique en chirurgie, ont voulu l'appliquer en médecine et dans la fièvre continue pour juguler la maladie, nous avons montré qu'ils ne l'ont jamais fait avorter, qu'ils n'ont pas diminué sa durée, et qu'étant donnée la valeur parfaitement connue de cet agent en tant qu'antiseptique, il faudrait, pour obtenir des résultats palpables, avoir recours à des doses absolument toxiques.

Aux autres, plus nombreux, qui utilisent encore l'action antithermique de l'acide phénique, nous avons répondu en rappelant les résultats déjà connus de Desplats, Van Oye, Claudot et Macquart. Ceux-ci, en effet, prétendent avec leur méthode de traitement à hautes doses viser particulièrement les complications.

Or, non seulement leurs malades ont eu toutes les complications habituelles de la dothiénentérie, et dans d'aussi grandes proportions, mais encore ils ont présenté des accidents que l'on doit mettre sur le compte du médicament.

Le plus souvent, il est vrai, il est fort difficile de démêler la cause des accidents et de dire s'ils sont tributaires de la maladie ou du médicament.

Mais nous avons réuni le plus de cas possible,

dans lesquels on est bien forcé d'incriminer l'acide phénique seul.

Si nous nous en étions tenu là, nous n'aurions pas fait faire un pas de plus à la question si débattue de la médication phéniquée; car tous nos arguments avaient déjà servi aux adversaires de l'acide phénique, et les partisans n'étaient pas convaincus.

Grâce aux recherches de M. Albert Robin, la question est maintenant sur le point d'être résolue. Il sera parfaitement établi maintenant que le phénol est un agent déminéralisateur de l'organisme, et que l'administrer à des malades suivant la méthode des médecins de Lille, qui le donnent à des doses moyennes de 8 grammes par jour, ce sera s'exposer à la cachexie phéniquée, signalée par Ramonet; ce sera ajouter à la déperdition minérale inhérente à la maladie une soustraction directe des éléments constitutifs de tout l'organisme.

Les médecins qui, comme on le fait encore dans plusieurs hôpitaux de Paris, donnent l'acide phénique à faibles doses, 0,50 à 1 gramme par jour en deux fois, ne s'exposent pas certainement à autant d'accidents. Mais nous avons peu de confiance dans l'efficacité de doses aussi faibles. Ce qui prouve d'ailleurs que cette efficacité est douteuse, c'est que ces derniers emploient concurremment d'autres antithermiques, tels que le sulfate de quinine, l'acide salicylique, etc.

Ils se mettent ainsi à l'abri des accidents possibles avec des doses plus fortes.

Menou.   4

Mais, outre qu'il n'est pas démontré qu'il n'y ait jamais eu d'accidents avec ces doses, quels avantages peut-on espérer de cette méthode de traitement? Ces avantages nous paraissent illusoires dans l'état actuel de nos connaissances: Cherchez-vous un effet antiseptique? Mais les doses que vous employez sont insignifiantes vis-à-vis de la masse des éléments à désinfecter! Visez-vous à entraver la température? Mais vous ne pouvez avoir cette prétention avec les doses que vous employez, puisqu'il est démontré par les partisans mêmes de la médication, que l'acide phénique doit être employé à hautes doses et à doses répétées pour abaisser la température!

Donc, pas d'effet sur la durée de la maladie, pas d'avortement possible de celle-ci avec les grandes doses des médecins de Lille ; d'autre part, pas d'effet antiseptique appréciable, pas d'action antithermique durable avec les doses données à Paris !

Que reste-t-il à l'acide phénique qui justifie son emploi dans la dothiénentérie ?

CONCLUSIONS.

1° Compter sur les propriétés antiseptiques de l'acide phénique pour faire avorter la fièvre typhoïde ou abréger sa durée serait une décevante illusion, car il est démontré qu'il faudrait avoir recours à des doses absolument toxiques pour atteindre le contage ;

2° Les différentes méthodes de traitement qui ont eu pour but d'utiliser ce médicament, pour abaisser la température dans la fièvre continue, ont donné des accidents nombreux ;

3° Les complications pulmonaires, les accidents de collapsus, les vomissements opiniâtres, sont notés dans un grand nombre d'observations et attribués par les partisans mêmes de la médication à l'action toxique du phénol ;

4° Le phénol a causé un certain nombre de fois des accidents redoutables à des doses relativement faibles ;

5° L'administration prolongée du phénol expose, en outre, à la cachexie phéniquée ;

6° Un individu qui subit les atteintes destructives de la fièvre typhoïde perd plus de soufre et de potasse, éléments histogénétiques, qu'un individu bien portant et convenablement alimenté ; or, le phénol augmente cette déminéralisation dans des proportions très notables ; c'est donc sur le compte de ce médicament que l'on doit mettre les accidents nerveux et cachectiques observés pendant ou après son administration (Albert Robin) ;

7° Le phénol étant un médicament éminemment dangereux, et dont les avantages illusoires ne compensent pas les inconvénients réels, devrait être proscrit de la thérapeutique de la fièvre typhoïde.

INDEX BIBLIOGRAPHIQUE.

LEMAIRE. — — De l'acide phénique, 1865.

DÉCLAT. — Traité de l'acide phénique, 1865.

P. BERT. — Soc. de Biol., 1869.

PÉCHOLIER. — Sur les indications du traitement de la fièvre typhoïde par la créosote ou l'acide phénique et les effusions
d'eau froide. Montpellier médical, 1874.

A. FERRAND. — Rapport sur l'empoisonnement par les phénols.
Ann. d'hyg. publique et de méd. légale. 2e série, XLV,
p. 289-309 et 498-548 (mars et mai 1876).

TEMPESTI. — Lo sperimentale, janv. 1877.

ALBERT ROBIN. — (Polyurie). Th. de Paris, 1877.

— Gaz. méd., 1879.

INGLESSI. — De l'empoisonnement par l'acide phénique, considéré
surtout au point de vue chirurgical. Th. de Paris, 1879.

CAFRAWY. — Th. de Paris, 1880.

SYMONEAUX. — Acad. de méd.. juillet 1880.

MENVILLE. — Etude sur les variations de la température, sous l'influence de l'acide phénique. Paris, 1880.

BARBIER. — Contribution à l'étude du traitement de la fièvre typhoïde
par l'acide phénique. Paris, 1881.

GLÉNARD. — Acide phénique et bains froids. Paris, 1881.

DESPLATS. — Acad. de méd., 1880.

VAN OYE. — Th. de Paris, 1881. (De l'action de l'acide phénique
sur les fébricitants.)

ROYER. — Th. de Paris, 1881.

RAYMOND. — Jour. de méd. médicale, 1881, p. 124.

VULPIAN. — Bull. de l'Acad. de méd., 1882.

RAMONET. — Arch. do méd., 1882.

MAQUART. — Trait. de la fièvre typhoïde par l'acide phénique,
Lille, 1882.

ROUSSEAU. — Th. de Paris, 1883.

BOITEUX. — Th. de Paris, 1883.

MATIENZO. — Th. de Paris, 1883.

GERMAIN SÉE. — Trait. de la fièvre typhoïde. Bull. de l'Acad. de
    méd., 1883.
MIQUEL. — Th. de Paris, 1883.
HAYEM. — Rev. des Sc. méd., tomes IX, XIII, XVI, XVII, XVIII.
DUJARDIN-BEAUMETZ. — Clin. thérapeutique, 3e vol., p. 671.
ALBERT ROBIN. — Séance du 26 février 1884 à l'Acad. de médecine.
    L'acide phénique et la fièvre typhoïde.

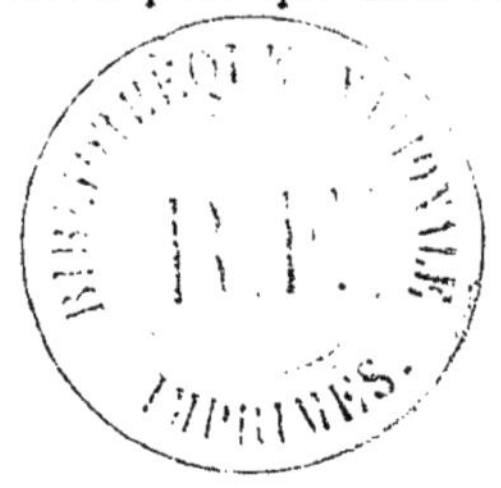

Paris. — A. PARENT, imp. de la Fac. de médec.; A. DAVY, successeur,
52, rue Madame et rue M.-le-Prince, 14.